Naiem Ahmadinejadfarsangi

Guérison miracle

Naiem Ahmadinejadfarsangi

Guérison miracle

معجزه درمان با گیاهان دارویی

Éditions Muse

Imprint

Cover image: www.ingimage.com

Publisher:
Éditions Muse
is a trademark of
Dodo Books Indian Ocean Ltd., member of the OmniScriptum S.R.L Publishing group
str. A.Russo 15, of. 61, Chisinau-2068, Republic of Moldova Europe
Printed at: see last page
ISBN: 978-620-2-29988-6

Le miracle de la guérison avec des herbes

معجزه درمان با گیاهان دارویی

Naiem ahmadinejadfarsangi

Table des matières

Améliorez votre santé avec de l'or liquide

Depuis l'Antiquité, le miel est utilisé à la fois comme aliment et comme médicament. "Le miel contient de nombreux composés utiles qui offrent divers avantages pour la santé", a écrit Asr Iran, selon les relations publiques de l'Institut de recherche sur les plantes médicinales, cité par l'ISNA. Le miel est un liquide épais et sucré produit par les abeilles. L'odeur, la couleur et le goût du miel dépendent du type de fleurs dont l'abeille se nourrit. Sur le plan nutritionnel, une cuillère à soupe de miel (21 grammes) contient 64 calories et 17 grammes de sucre, dont du fructose, du glucose, du maltose et du saccharose. Le miel est presque exempt de fibres, de matières grasses ou de protéines. En outre, le miel contient une petite quantité - moins d'un pour cent de l'apport quotidien recommandé - de diverses vitamines et minéraux, mais vous devez consommer de grandes quantités de ce produit pour répondre à vos besoins quotidiens. Mais ce qui fait du miel un produit attractif, c'est la teneur en composés végétaux bioactifs et ses antioxydants. Les miels plus foncés contiennent généralement plus de ces composés. Dans ce qui suit, nous en apprendrons davantage sur certains des bienfaits du miel pour la santé. Miel contre le rhume Le miel possède des propriétés antioxydantes, antibactériennes et antimicrobiennes qui aident à combattre le rhume et ses symptômes. Le miel peut aider à soulager les maux de gorge. Le miel renforce également le système immunitaire humain, ce qui aide à récupérer plus rapidement et à réduire le risque de futurs rhumes. Miel pour la désintoxication Les propriétés curatives du miel sont connues depuis longtemps. Le miel aide non seulement à guérir les plaies, mais aide également à prévenir les maladies chroniques. Le miel a des propriétés qui aident à accélérer le processus de désintoxication et à le rendre plus efficace. Le régime de désintoxication fournit au miel des nutriments essentiels et des vitamines telles que la vitamine B6, la thiamine, le calcium, le fer, le magnésium, le manganèse, etc. pour assurer un flux d'énergie constant. Combiner le miel avec une tisane et de la cannelle peut aider à détoxifier le corps. Le miel pour les problèmes de sinus Une mauvaise alimentation, une exposition constante à des produits chimiques toxiques et des niveaux de stress accrus peuvent augmenter le risque de problèmes de sinus. Par conséquent, avoir un système immunitaire fort pour lutter contre ces conditions et ces bactéries peut aider à prévenir les infections des sinus. Prévenir vaut mieux que guérir. La consommation quotidienne de miel peut prévenir l'infection. Combiner le miel avec d'autres ingrédients tels que le vinaigre de cidre de pomme et la cannelle peut augmenter les propriétés de cet aliment autant que possible. Miel pour perdre du poids La consommation régulière de miel avec de la cannelle peut vous aider à perdre du poids même chez les personnes obèses. 30 minutes avant le petit-déjeuner à jeun et avant d'aller au lit, envisagez de consommer une combinaison de miel et de cannelle dans une tasse d'eau bouillante. La consommation régulière de cette boisson permet d'éviter l'accumulation de graisse dans le corps. Le miel contre la toux Le miel et le citron ont tous deux des propriétés antivirales. De plus, les citrons contiennent de la vitamine C, qui est un puissant antioxydant et peut renforcer le système immunitaire humain. Le miel recouvre l'intérieur de la gorge et soulage les démangeaisons et les irritations qui peuvent provoquer la toux. Par conséquent, il n'est pas surprenant que la boisson au miel et au citron soit un traitement thermique courant contre la toux et le rhume. Le miel peut aider à réduire la fréquence et la gravité de la toux. Miel contre les maux de dents Vous pouvez utiliser une combinaison de miel et de cannelle pour soulager les maux de dents. Écrasez le bâton de cannelle en un demi-pouce et transformez-le en poudre. En outre, vous pouvez utiliser de la cannelle en poudre. Versez un peu de mélange de miel et de cannelle directement sur les dents. Vous pouvez le faire avec un doigt propre, du coton ou un morceau de gaze. Faites-le deux ou trois fois par jour jusqu'à ce que la douleur disparaisse.

Les bienfaits du thé au curcuma pour la santé

Le curcuma est une plante médicinale utilisée dans la médecine traditionnelle chinoise et indienne depuis des milliers d'années et possède de nombreuses propriétés pour maintenir la santé du corps. Le moyen le plus efficace de consommer du curcuma est de l'utiliser sous forme de thé: Réduire les symptômes de l'arthrite: La curcumine est un composé actif et anti-inflammatoire de l'épice de curcuma qui a des propriétés anti-inflammatoires et peut réduire les symptômes les plus évidents de l'arthrite . Renforcer la fonction immunitaire: la curcumine peut également stimuler la fonction immunitaire en raison de ses propriétés anti-inflammatoires, antivirales, antibactériennes et antioxydantes. Aide à réduire les maladies cardiovasculaires: De nombreuses études ont montré que la curcumine est bénéfique pour la santé cardiaque en raison de ses propriétés antioxydantes et anti-inflammatoires. Aide à prévenir et à traiter le cancer: la curcumine réduit le risque de dommages cellulaires en raison de ses propriétés antioxydantes et anti-inflammatoires et prévient le risque de mutations génétiques cellulaires et par conséquent de cancer. Les résultats de plusieurs études montrent également que la curcumine limite la croissance des tumeurs et la propagation des cellules cancéreuses en raison de ses propriétés anti-tumorales. Aide à réduire le syndrome du côlon irritable: La curcumine a été utilisée en médecine traditionnelle comme traitement de nombreux problèmes digestifs. Des études montrent que la curcumine peut réduire la douleur du syndrome du côlon irritable et améliorer la qualité de vie des personnes atteintes de ce trouble. Prévention et traitement de la maladie d'Alzheimer: Des études ont montré que la curcumine réduit le risque de plusieurs maladies neurologiques évolutives. Les propriétés anti-inflammatoires et antioxydantes de cette substance sont impliquées dans la réduction des dommages cellulaires, de l'inflammation et de la formation de plaques dans le cerveau. Contrôle des maladies du foie: des études montrent que la curcumine peut protéger le foie d'éventuels dommages. Aide à prévenir et à contrôler le diabète: de nombreuses études sur des échantillons humains et animaux indiquent les propriétés antidiabétiques de la curcumine. Aide à traiter et à contrôler les maladies pulmonaires: les chercheurs pensent que les propriétés anti-inflammatoires et antioxydantes de la curcumine réduisent également les symptômes des maladies pulmonaires chroniques et à long terme.

Régime pour nettoyer le foie

Les betteraves et les carottes sont toutes deux riches en flavonoïdes végétaux et en bêta-carotène. La consommation de ces deux nutriments peut améliorer la santé du foie et soutenir sa fonction globale. Aujourd'hui, les aliments préparés et transformés sont devenus un aliment de base de l'alimentation de nombreuses personnes. La suralimentation, la suralimentation d'aliments transformés ou frits, l'exposition aux polluants environnementaux et le stress sont quelques-uns des facteurs qui peuvent augmenter la charge de travail du foie. Au fil du temps, ces conditions peuvent entraîner l'incapacité du foie à fonctionner correctement, et cet organe clé du corps humain perd la capacité de traiter efficacement les toxines et les graisses. Tout comme certains aliments peuvent endommager le foie, certains aliments sont efficaces pour nettoyer naturellement le foie en renforçant la capacité de l'organe à excréter les toxines et les déchets. Ail L'ail peut augmenter la capacité du foie à produire des enzymes qui aident le corps à éliminer les toxines. L'ail est également riche en allicine et en sélénium, deux composés naturels qui aident à nettoyer le foie.

Pamplemousse Le pamplemousse est riche en vitamine C et en autres antioxydants qui aident à stimuler les capacités de nettoyage du foie. Boire un verre de jus de pamplemousse frais par jour peut augmenter la production d'enzymes détoxifiantes dans le foie qui aident à éliminer les agents pathogènes et autres toxines du corps. Betteraves et carottes Les betteraves et les carottes sont toutes deux riches en flavonoïdes végétaux et en bêta-carotène. La consommation de ces deux nutriments peut améliorer la santé du foie et soutenir sa fonction globale. Thé vert Le thé vert est riche en antioxydants végétaux appelés catéchines, qui peuvent améliorer la fonction hépatique. Le thé vert est une boisson saine qui peut être ajoutée à n'importe quel régime. Légumes à feuilles vertes Les légumes à feuilles vertes sont l'un des meilleurs alliés pour nettoyer le foie que vous pouvez manger crus, cuits ou extraits. Les légumes à feuilles vertes sont riches en chlorophylle et peuvent aider à absorber les toxines de la circulation sanguine. Ces aliments ont la capacité de neutraliser les métaux lourds, les produits chimiques et les pesticides et constituent un support solide pour la désintoxication et le nettoyage du foie. Les meilleures options sont la roquette, les feuilles de pissenlit, les épinards, les feuilles de moutarde et le concombre amer. La consommation de ces aliments augmente la production et la sécrétion de bile, ce qui aide à éliminer les déchets des organes et de la circulation sanguine. Avocat L'avocat est un super aliment qui aide le corps à produire du glutathion, un composé dont le foie a besoin pour éliminer les toxines nocives. Les pommes sont riches en pectine, les pommes contiennent des produits chimiques nécessaires au corps pour nettoyer et excréter les toxines du tractus gastro-intestinal. Ces conditions aident à réduire la charge de travail du foie dans le processus de nettoyage et de désintoxication. Le brocoli et le chou-fleur sont de bonnes sources de glucosinolates, qui soutiennent la production d'enzymes par le foie. Ces enzymes naturelles éliminent les agents pathogènes et autres toxines du corps et réduisent considérablement le risque de cancer. Le citron Le citron est riche en vitamine C, qui aide le corps à synthétiser les toxines en composés hydrosolubles et excrétés dans l'urine. Boire du jus de citron frais le matin peut stimuler une meilleure fonction hépatique. Les noix Les noix sont riches en acide aminé arginine, et leur consommation peut aider le foie à détoxifier l'ammoniaque. Les noix contiennent également du glutathion et des acides gras oméga-3 qui favorisent le nettoyage du foie. Chou Comme le brocoli et le chou-fleur, manger du chou peut stimuler la production d'enzymes détoxifiantes dans le foie qui aident à éliminer les toxines du corps. Le kimchi, la soupe aux choux et la choucroute sont quelques-unes des meilleures options alimentaires que vous pouvez ajouter à votre alimentation. Le curcuma Le curcuma est l'une des épices préférées du foie. Le curcuma aide à stimuler le processus de désintoxication du foie en produisant des enzymes qui éliminent les toxines du corps. Si vous avez l'intention d'utiliser des suppléments de curcuma, achetez des échantillons de haute qualité provenant de sources réputées.

Traitement naturel pour la perte de cheveux

Les cheveux se forment dans de petits trous dans la peau appelés follicules pileux. En fait, lorsqu'un certain groupe de cellules convertit les acides aminés en créatine, la croissance de base du follicule pileux, appelée papille, provoque la croissance des cheveux. La perte de cheveux détermine la production de ces composants clés de la protéine de croissance des cheveux. Le taux de croissance moyen des cheveux est de 2,1 cm par mois, ce qui pousse plus vite chez les femmes âgées de 15 à 30 ans. Causes de la perte de cheveux La cause la plus importante de la perte de cheveux est une nutrition inadéquate. Même un manque relatif de presque tous les nutriments peut entraîner la perte de cheveux. Les personnes qui souffrent d'une carence en vitamine B6 souffrent de perte de cheveux et les personnes qui souffrent d'une carence en acide folique deviennent souvent complètement chauves. Mais après avoir pris suffisamment de ces vitamines, les cheveux poussent naturellement. Une carence en fer, en cuivre et en iode peut également provoquer des troubles tels que la chute des cheveux et le grisonnement prématuré. Une autre cause majeure de perte de cheveux et de stress est le stress mental et émotionnel tel que l'inquiétude, l'anxiété et le choc soudain. Le stress provoque une tension sévère dans le cuir chevelu. Le stress affaiblit les follicules pileux, ce qui entraîne à son tour la chute des cheveux. Le stress affecte également grandement la quantité de nutriments nécessaire à une croissance saine des cheveux. La faiblesse générale, les rhumes chroniques, la grippe et l'anémie peuvent également conduire à ce trouble. Une mauvaise hygiène capillaire affaiblit les racines des cheveux en obstruant les pores de la peau avec de la saleté. L'hérédité est également une cause importante de perte de cheveux. Les remèdes naturels et à base de plantes pour des cheveux sains dépendent dans une large mesure de la consommation de quantités suffisantes de nutriments essentiels dans l'alimentation quotidienne d'une personne. Les cheveux sont faits de protéines et suffisamment de protéines sont essentielles pour des cheveux épais et denses. Une carence en inositol entraîne également la perte de cheveux. Par conséquent, les aliments riches en inositol tels que le foie, la levure et la mélasse doivent être consommés. La recherche a montré que les femmes ont besoin de moins d'inositol. Bien que cette substance puisse aider à stimuler la croissance des cheveux chez les femmes, son manque n'est probablement pas la principale cause de la faible croissance des cheveux chez les femmes. Les femmes souffrent souvent d'une carence en iode et en vitamine B, ce qui peut ralentir le flux sanguin vers le crâne. Les femmes qui consomment de l'iode, du fer et des vitamines B dans leur alimentation ont une meilleure croissance des cheveux. Le traitement à domicile est l'un des remèdes maison pour le frottement du cuir chevelu avec les doigts après avoir lavé les cheveux à l'eau froide. Le crâne doit être frotté pour qu'il commence progressivement à piquer avec la chaleur générée. Cela stimule les glandes sébacées et dynamise la circulation sanguine dans les zones touchées et favorise une croissance saine des cheveux. La laitue est utile pour prévenir la perte de cheveux causée par des carences en nutriments. On dit que boire une combinaison d'extrait de laitue et d'épinard aide à la croissance des cheveux. Boire de l'extrait de luzerne en combinaison avec de l'extrait de carotte et de laitue aide considérablement la croissance des cheveux. La composition de cet extrait est riche en éléments particulièrement utiles pour la croissance des cheveux. Lors de la préparation de l'extrait de luzerne, il est préférable d'utiliser des feuilles fraîches de la plante. L'utilisation quotidienne d'huile de noix de coco raffinée associée à du jus de citron sur les cheveux prévient la chute des cheveux et les renforce. L'utilisation d'extrait de feuille de coriandre sur les cheveux est également un traitement utile. L'huile de moutarde bouillie avec des feuilles de henné est efficace pour une croissance saine des cheveux. Environ 250 grammes d'huile de moutarde doivent être bouillis dans une boîte de conserve. Une petite quantité de feuilles de henné doit être progressivement ajoutée à cette huile afin qu'environ 60 grammes de ces feuilles soient bouillies dans de l'huile. L'huile doit ensuite être passée à travers un chiffon et versée dans un verre. Un massage régulier de la tête avec cette huile aide à épaissir les cheveux. La pâte de citron et de poivre noir est l'un des traitements précieux pour ce trouble. Cette pâte a un effet stimulant. Cette pâte augmente la circulation sanguine dans les zones touchées et stimule la croissance des cheveux. Cette pâte doit être utilisée deux fois par jour pendant plusieurs semaines. Un traitement efficace contre la chute des cheveux est la pâte de réglisse, qui est obtenue en broyant les parties de cette plante dans du lait avec un peu de safran. Cette pâte doit être appliquée sur les dés la nuit avant d'aller au lit. Depuis l'Antiquité et dans la médecine traditionnelle, la pommade de la racine de plumbago (Plumbago europaea) a été utilisée dans le traitement de l'alopécie, qui a un effet certain et rapide dans le traitement de l'infection.

Sept propriétés du vinaigre de cidre de pomme dans la perte de poids

Le vinaigre de cidre de pomme améliore le système digestif. Le vinaigre de cidre de pomme améliore le système digestif: L'une des propriétés amincissantes du vinaigre de cidre de pomme est sa capacité à améliorer le système digestif. De cette façon, le corps ne cherche pas de nourriture entre les repas. Il aide également à prévenir les problèmes d'estomac. En peu de temps, votre corps fonctionnera de manière très organisée et vous remarquerez que vous perdez votre poids normal. Combattre l'excès de cholestérol: Une autre bonne propriété du vinaigre de cidre de pomme est qu'il aide à réduire le cholestérol. Vous devez savoir que le vinaigre de cidre de pomme n'affecte pas les niveaux de cholestérol stables et permet plutôt au corps de se débarrasser de l'excès de cholestérol. Réduit la quantité de graisse corporelle: Pour les personnes qui ont plus de graisse que leur âge et leur taille, il est recommandé de consommer 2 ou 3 cuillères à soupe de vinaigre de cidre de pomme par jour. La chose la plus importante à propos du vinaigre de cidre de pomme est qu'avec de très petites quantités, vous pouvez vous débarrasser de l'excès de graisse sans aucun problème ni effet secondaire. De plus, il n'affecte que l'excès de graisse et affecte les graisses essentielles du corps. Ne part pas. Stabilise les niveaux de glucose: Bien que le vinaigre de cidre de pomme ait un goût acide, il provient du fruit et contient des sucres de haute qualité. Il convient de noter que chaque personne a besoin de consommer du sucre pour obtenir de l'énergie. En consommant une cuillère à café de vinaigre de cidre de pomme par jour dans l'alimentation, vous pouvez obtenir une partie de cette énergie. Teneur en potassium: Le vinaigre de vinaigre de cidre de pomme, en raison de sa teneur en potassium, aide à prévenir les étourdissements, qui surviennent parfois au début d'un nouveau régime ou d'un nouveau régime d'entraînement. Le potassium prévient l'inflammation, renforce les os et fournit de l'énergie au corps. Vitamine A: La vitamine A aide à perdre du poids et prévient l'apparition d'une peau squameuse. Les symptômes d'étirement sont l'un des effets secondaires de la perte de poids. Cependant, faire de l'exercice, boire suffisamment d'eau et manger des protéines légères peuvent réduire son apparence. Soulage la faim: Manger un peu de vinaigre de cidre de pomme avec un peu d'eau aide à éliminer la faim et les envies de sandwich.

Betterave: un trésor naturel de l'antioxydant Beta vulgaris

Dans l'Antiquité, les betteraves étaient utilisées pour purifier le sang et soigner les personnes en convalescence et vulnérables.Les betteraves contiennent du potassium et sont excellentes pour réguler la tension artérielle. Cette herbe abaisse le mauvais cholestérol (LDL). Des niveaux élevés de fibres, de magnésium, de phosphore, d'acide folique et de vitamines A, B et C font de ce légume un trésor unique. Par conséquent, il est recommandé de ne pas négliger la consommation de betteraves pour purifier le sang et éliminer les toxines. Consommation de betteraves pour mieux soigner le foie Les betteraves sont riches en bêta-carotène, en caroténoïdes et en flavonoïdes, qui sont tous de puissants antioxydants. En général, les fruits et légumes colorés contiennent la plus grande quantité d'antioxydants. Tout aliment contenant ces nutriments est efficace pour purifier le foie et est particulièrement utile pour les personnes souffrant de stéatose hépatique. La consommation d'antioxydants réduit considérablement la quantité de graisse et l'inflammation dans le foie. Cette amélioration particulière est due à la présence d'un type d'antioxydant appelé "bétalaïne" qui a un grand pouvoir et est très efficace pour prévenir le vieillissement. Pour absorber autant de ces antioxydants que possible, assurez-vous de compter sur les betteraves car elles sont riches en ces nutriments. Betteraves: Idéal pour activer le corps et éliminer les graisses Les betteraves sont également utiles pour les personnes en surpoids et à la recherche d'un moyen sûr de perdre du poids. Parce que c'est un aliment riche en énergie, rassasiant et riche en fibres. Par exemple, si vous buvez un verre de jus de betterave avant un repas, vous absorberez les merveilleux nutriments qui causent la satiété et vous débarrasserez de la suralimentation et des collations entre les repas. La betterave aide à purifier et à nettoyer le corps grâce à sa haute teneur en fibres. Cette herbe riche stimule la fonction intestinale et prévient la constipation en empêchant la rétention d'eau dans le corps ainsi que l'accumulation de toxines. Les betteraves aident à contrôler sa fonction en empêchant l'accumulation de graisses dans les cellules hépatiques. . La betterave améliore également le fonctionnement du système lymphatique et aide le corps à éliminer les toxines. Il est important de savoir que la stéatose hépatique est une maladie réversible tant que vous avez une alimentation saine et faible en gras, riche en minéraux et en vitamines provenant des fruits et légumes. La betterave est également la meilleure option pour cela.

L'herbe à thé et la maladie d'Alzheimer

L'herbe à thé est scientifiquement connue sous le nom de millepertuis ou Hypericum perforatum L. sous d'autres noms tels que le millepertuis, le millepertuis et la hooparigone, et possède plusieurs propriétés curatives telles qu'antidépresseur, antimicrobien et antiviral. Les composés les plus importants de la plante comprennent les anthropoïdes d'anthrones, notamment l'hypéricine, la pseudohypéricine, l'isohypéricine, la protohypéricine, l'hyperforine et l'adéhiproforine. Contient également des flavonoïdes, notamment l'hyperoside, l'hyperine, la quercétine, l'isocorcétine et la rutine; Tanins de catéchine; Huile essentielle; Procyanidin; Xanthons; Les caroténoïdes et les phénols de l'acide carboxylique comprennent le caféique, le chlorogénique et le férulique. L'herbe de thé est utilisée comme antidépresseur naturel depuis plus de deux mille ans et est prescrite pour divers troubles mentaux, notamment la dépression et l'anxiété. Comme mentionné précédemment, l'accumulation de protéines Tau et de plaques amyloïdes Aβ peut agir comme un facteur de stress, déclencher le développement de la maladie d'Alzheimer ou être impliquée dans la progression de la maladie. De plus, l'acétylcholine est l'un des médiateurs chimiques du cerveau qui joue un rôle clé dans l'enregistrement, le maintien et la mémorisation des informations dans le cerveau. Les neurones sécrétant cette substance sont parmi les premières cellules à être affectées et détruites par les changements pathologiques de la maladie d'Alzheimer. Dans la maladie d'Alzheimer, la quantité d'acétylcholine dans le cerveau est réduite et la transmission des messages entre deux cellules nerveuses du cerveau est perturbée. Des études en laboratoire ont montré que l'extrait de cette plante est un agent protecteur contre les maladies neurologiques et peut prévenir les lésions nerveuses grâce à son antioxydant, son anti-inflammatoire et la régulation des médiateurs nerveux dans le modèle animal de la neuropathie. L'extrait de cette plante augmente la fonction cognitive chez les souris Alzheimer et réduit l'activité de l'acétylcholinestérase (les inhibiteurs de la cholinestérase sont les principaux médicaments dans le traitement de la maladie d'Alzheimer) et les niveaux d'acide glutamique et réduit la quantité de noradrénaline et de dopamine. De plus, il prévient l'accumulation de bêta-amyloïde (plaque amyloïde) et réduit le stress oxydatif et l'expression de facteurs inflammatoires (interleukine-1β, interleukine-6, facteur de nécrose tumorale). Il a également été démontré que l'hypericine dans la plante inhibe la polymérisation des bêta-amyloïdes, tandis que l'hyperphorine facilite la cognition et l'apprentissage. De nombreuses interactions médicamenteuses avec cette plante ont été enregistrées, son utilisation doit donc être faite avec prudence et en consultation avec un médecin.

Applications thérapeutiques du millepertuis

Les feuilles sont piquantes, vert foncé, avec une marge concave et des veines blanches.Les monticules sont non radiaux, violets, solitaires, avec des sépales, et à l'extrémité sont pourvus d'épines jaunes acérées. La plante a un léger goût et une légère odeur. Nom de la plante: Thistle Dark Nom: Astrasse Synonymes: Chardon, Sage seigle Nom scientifique: Silybum marianum Partie utilisée: Fruits et graines Habitat et aire de répartition: Dans toute l'Europe, rarement trouvé en Angleterre. Propriétés: Le chardon est utilisé pour traiter les infections. Les graines de la plante contiennent les principaux ingrédients actifs qui sont utilisés pour les troubles hépatiques. La consommation de chardon par voie orale sous deux formes et par injection intraveineuse est très efficace dans le traitement des intoxications causées par des champignons comestibles (Amanita fallides), notamment pour prévenir les lésions hépatiques et le coma. Un meilleur résultat est obtenu si l'injection est faite dans les 48 heures suivant le diagnostic de la toxine. L'extrait de chardon a une capacité unique à réparer les cellules hépatiques. Ingrédients: Un mélange de flavonols connu sous le nom de silymarine, qui contient principalement de la silibine avec de la silidianine et de la silicristine, des acides gras, des flavonoïdes et du magnésium.

Thé et maladie d'Alzheimer

Le thé est l'une des boissons les plus consommées au monde. Le thé vert, le thé noir et le thé oolong sont fabriqués à partir de Camellia sinensis (L.) O. Kuntze. Le thé est l'une des boissons les plus consommées au monde. Le thé vert, le thé noir et le thé oolong sont fabriqués à partir de Camellia sinensis (L.) O. Kuntze. L'attrait de la consommation de différents types de thé est dû à la présence d'un type spécial d'antioxydant appelé polyphénols.

Parmi eux, le thé vert a été largement étudié et a des effets bénéfiques sur une variété de maladies, notamment le cancer, l'obésité, le diabète et les maladies inflammatoires et neurogènes. Diverses études observationnelles et interventionnelles ont démontré les effets bénéfiques de la consommation de thé sur les troubles neurologiques tels que les troubles cognitifs et la perte de mémoire. Comme mentionné précédemment, l'accumulation de protéines Tau et de plaques amyloïdes Aβ peut agir comme un facteur de stress, déclencher le développement de la maladie d'Alzheimer ou être impliquée dans la progression de la maladie.

Des études cliniques et en laboratoire ont attribué les avantages du thé vert à la présence de composés catéchines (GTC) tels que le gallate d'épigallocatéchine (EGCG). Les objectifs des CGV dans la prévention ou le traitement de la maladie d'Alzheimer sont une accumulation anormale de protéines Aβ et α-synocline, des voies d'inflammation inflammatoire chez les patients atteints de la maladie d'Alzheimer, une expression accrue des protéines proapoptotiques et un stress oxydatif associé à un dysfonctionnement neuronal et à la mort des cellules neuronales dans le cerveau. sont. Selon les experts canadiens, la combinaison d'EGCG déforme les oligomères bêta-amyloïdes et empêche finalement la formation de plaques nocives. Des recherches ont également montré que les propriétés protectrices du thé vert restent actives même après la digestion. Ces études ont montré que lorsque le thé vert est digéré par des enzymes intestinales, les produits chimiques contenus dans cette digestion neutralisent les facteurs qui causent la maladie d'Alzheimer. Des études montrent que boire du thé vert peut aider à réduire la démence liée à l'âge et à stimuler la mémoire. Le thé vert contient les acides aminés L-théanine, qui favorise la relaxation et améliore la fonction cognitive du cerveau. Les prédictions moléculaires informatiques ont montré comment l'EGCG peut empêcher l'accumulation de protéines de fibrine. Ces résultats suggèrent que les CTG ont le potentiel d'être utilisés dans la prévention et le traitement des maladies neurogènes et pourraient être utiles pour le développement de nouveaux médicaments.

Plantes médicinales pour le traitement externe des rhumatismes Les maladies rhumatismales

sont enracinées dans des processus liés au système auto-immun du corps. On peut dire que toutes les maladies rhumatismales ont une cause commune et qu'il s'agit d'un trouble de l'autorégulation des processus métaboliques, en particulier des processus excréteurs. Le rhumatisme est un terme qui comprend diverses maladies aiguës et chroniques qui ont en commun une douleur et un gonflement, en particulier dans les articulations et les tissus mous qui les entourent. Les maladies rhumatismales sont enracinées dans des processus liés au système auto-immun du corps. Le rhumatisme a une cause commune, à savoir un trouble de l'autorégulation des processus métaboliques, en particulier des processus excréteurs, depuis l'Antiquité, les bains, les compresses et les onguents ont joué un rôle majeur dans le traitement des rhumatismes aigus et chroniques ainsi que des douleurs nerveuses. Avec les plantes médicinales, il est préférable de utilisez des plantes médicinales contenant des huiles essentielles, car ces substances irritent la peau et améliorent la circulation sanguine périphérique de l'organisme, et principalement le curcuma et le thym sont recommandés à cet effet. Une décoction à parts égales de racine de Turquie (Acorus calamus) et de thym (Thymus vulgaris) peut également être ajouté à l'eau du bain. Pour préparer cette infusion, un demi-kilogramme du médicament doit être versé dans 2-3 litres d'eau, puis ajouté à l'eau du bain. La quantité est suffisante pour un bain complet, en cas de demi-bain et bain partiel, vous pouvez Réduit ce montant.

Réduisez la fièvre avec des herbes

Le médicament antipyrétique le plus connu est l'aspirine, qui est dérivée de salicylates dans l'écorce de saule et d'autres plantes. L'acide salicylique abaisse la température corporelle, mais la même substance fait pousser la plante à un certain degré au-dessus de la température ambiante.La raison de la fonte de la neige autour de certaines plantes au milieu de l'hiver sont les mêmes salicylates. La règle générale est la suivante: ne pas abaisser le talon immédiatement et le traiter lorsqu'il atteint un niveau inconfortable. Parce que la fièvre est généralement considérée comme un signe d'infection, il est parfois faux de la réduire. Un certain degré de fièvre est bon pour le corps. La plupart des micro-organismes pathogènes meurent à de telles températures. Pharmacie verte pour la fièvre: Saule: Sécher la peau de saule dans une tasse d'eau bouillante avec une ou deux cuillères à soupe de confiture et laisser tremper pendant 20 minutes. Vous pouvez ajouter de la cannelle, du gingembre, de la camomille ou d'autres herbes aromatiques pour éliminer l'amertume. Lorsque le saule s'est avéré être un bon analgésique, son utilisation s'est répandue dans tout le Royaume-Uni, l'Europe et les États-Unis. European Grassland Bride: Commission E, centre allemand spécialisé dans les plantes médicinales. Il est conseillé de préparer du thé avec une ou deux cuillères à soupe de confiture de mariée. Buvez trois tasses de ce thé par jour. Cette plante est une riche source de salicine pour lutter contre la fièvre. Black Magnolia: La Commission E a approuvé la consommation quotidienne de deux à trois cuillères à soupe de confiture de Black Magnolia pour lutter contre la fièvre et les frissons. Gingembre: Dans une étude sur des animaux de laboratoire, plusieurs composés du gingembre ont montré des effets antipyrétiques, selon le Dr Varro Tyler, professeur de plantes médicinales à l'Université Purdue. Menthe poivrée: De nombreux herboristes recommandent l'utilisation de la menthe poivrée pour réduire la fièvre.

Sédatifs à base de plantes sur les appareils corporels

Les sédatifs appartenant à ce groupe sont très importants en présence de pression nerveuse et de stress et provoquent un soulagement et une relaxation de nombreux symptômes généraux. En plus des plantes médicinales qui affectent directement le système nerveux, des herbes anticonvulsivantes qui sont efficaces sur les nerfs périphériques et augmentent la masse musculaire la force peut également avoir un effet plus relaxant sur tout le corps et lorsque le corps se détend, l'état d'esprit s'améliore également. De nombreux sédatifs ont des propriétés anticonvulsivantes, mais il convient de noter que les hypnotiques à base de plantes à faibles doses ont également des propriétés sédatives sur l'esprit et le corps. Les sédatifs apaisants fonctionnent également pour d'autres systèmes. Tels que: système circulatoire: la citronnelle, le zircon et la queue de lait, qui sont tous des sédatifs doux, sont utiles pour le système cardiovasculaire. Tractus gastro-intestinal: Tous les médicaments anticonvulsivants sont bénéfiques pour soulager et guérir les crises d'épilepsie, mais les analgésiques tels que la mélisse, la camomille et la lavande aident à digérer les aliments et à digérer. Système musculo-squelettique: Tous les sédatifs réduisent la tension et la pression musculaires et soulagent ainsi la douleur associée à ces dispositifs.Les médicaments à garder à l'esprit comprennent les baies, le mûrier et la valériane. Système reproducteur: Badag, mûrier, queue de lion, laitue, plantes médicinales de palmier à scie iranienne ont tous des effets bénéfiques sur ce système. Système respiratoire: De nombreux tranquillisants sont efficaces dans des maladies telles que l'asthme, mais en particulier, le tabac indien, l'asclépiade, l'écorce de cerise et la laitue. Peau: Tous les sédatifs peuvent être efficaces et bénéfiques directement sur la peau, mais les herbes dont les effets secondaires sont bien connus et valables incluent l'anémone, le mûrier, l'herbe à thé ou le trèfle et le trèfle. Système urinaire: En créant un état de relaxation dans le corps, la quantité d'excrétion d'eau en excès augmente, ce qui n'a rien à voir avec les propriétés diurétiques des plantes mères. le système urinaire.

Prenez les feuilles d'olivier au sérieux

Les olives sont utiles dans le traitement du diabète de type 2 et sont utilisées depuis longtemps en médecine traditionnelle. Des recherches scientifiques récentes ont également prouvé l'efficacité des feuilles d'olivier pour abaisser la glycémie.La plupart d'entre nous ne connaissent que l'huile d'olive très précieuse, mais les olives ont de belles feuilles vertes qui sont très précieuses. Les olives sont utiles dans le traitement du diabète de type 2 et sont utilisées depuis longtemps en médecine traditionnelle. Des recherches scientifiques récentes ont également prouvé l'efficacité des feuilles d'olivier pour abaisser la glycémie. Dans une étude scientifique réalisée sur des humains et des animaux, la consommation d'extrait de feuille d'olivier a considérablement réduit la glycémie et l'hémoglobine a1c et a également abaissé la concentration d'insuline dans le sang. La feuille d'olivier a d'autres effets bénéfiques qui ont été mentionnés dans des sources scientifiques. L'extrait de feuille d'olivier est efficace pour abaisser la glycémie. Habituellement, les diabétiques souffrent également d'hypertension artérielle ou d'hypertension artérielle et, heureusement, l'extrait de feuille d'olivier abaisse également la tension artérielle chez les personnes souffrant d'hypertension artérielle. Il existe sur le marché des produits tels que des capsules, des comprimés et du thé aux feuilles d'olivier. Malgré cela, ceux qui le souhaitent peuvent, comme les autres tisanes, infuser environ 7 à 8 grammes de feuilles d'olivier hachées dans un verre d'eau bouillante pendant 10 minutes et siroter.

Traitement naturel de l'anémie

L'anémie, qui signifie «anémie dans le corps», est l'une des maladies les plus courantes qui affectent les humains. Anémie L'anémie est le signe d'un manque de globules rouges et de pigments. Un pigment rouge appelé hémoglobine est une protéine composée d'un composé organique appelé fer. La formation d'hémoglobine dépend d'une quantité suffisante de fer et de protéines. Les globules rouges ont une durée de vie d'environ 120 jours et sont détruits et remplacés quotidiennement. Chaque être humain doit avoir 100 cc de sang et 5 millions de globules rouges par millilitre de sang. Une diminution de l'hémoglobine entraîne une anémie et par conséquent une diminution de la capacité du sang à se transmettre aux tissus. Symptômes de l'anémie Une apparence sévère accompagnée de signes d'anxiété, de rides cutanées prématurées, d'une peau grisâtre, de yeux faibles et fatigués sont les symptômes les plus importants de l'anémie. Les autres symptômes de l'anémie comprennent une mauvaise mémoire, une faiblesse générale, des étourdissements, de la fatigue, une perte d'énergie, un essoufflement, une cicatrisation lente, des maux de tête, une dépression et le fait d'avoir les doigts, les lèvres et les lobes d'oreille. Le patient anémique se plaint généralement de faiblesse, de fatigue, de perte d'énergie et de vertiges. Causes de l'anémie L'anémie peut être causée par une diminution de la formation de globules rouges ou en raison d'un défaut de la moelle osseuse ou d'un apport insuffisant en fer, en protéines et en vitamines. Une perte de sang excessive due à des blessures et des saignements peut également provoquer une anémie. Le manque d'acide chlorhydrique digestif nécessaire pour absorber le fer et les protéines peut également entraîner une anémie. Le stress, l'anxiété et l'inquiétude affectent la production d'acide chlorhydrique dans le corps. L'anémie peut également être causée par la prise de nombreux médicaments qui effraient la vitamine E dans le corps ou par la prise de médicaments qui inactivent les nutriments nécessaires à la fabrication des globules rouges. Les parasites intestinaux et les vers sont d'autres causes moins connues d'anémie. Remèdes naturels et à base de plantes Un apport élevé en fer dans les premières années de la vie peut être efficace et utile pour prévenir l'anémie. Les aliments raffinés tels que le pain blanc, les sucres et les desserts épuisent le corps du fer nécessaire. Le fer doit toujours être consommé sous sa forme organique, car l'utilisation de fer inorganique peut être dangereuse et détruire les vitamines protectrices et les acides gras insaturés, ce qui peut provoquer de graves lésions hépatiques et même des fausses couches. Ou une naissance retardée ou prématurée chez la femme. Les aliments riches en fer organique naturel sont le blé et les grains entiers, le riz brun, les légumes à feuilles vertes comme le chou, les carottes, le céleri, les épinards et les fruits comme les pommes, les baies, les cerises, les raisins, les figues et les dattes. Il a été démontré qu'un apport excessif en fer seul aide à régénérer l'hémoglobine dans le sang, et la quantité de protéines dans le corps devrait être suffisante. Par conséquent, le régime alimentaire doit être riche en protéines à haute valeur biologique, telles que les protéines présentes dans le lait, le fromage et les œufs. Le cuivre est également essentiel pour l'utilisation du fer dans la production d'hémoglobine. Une consommation excessive d'acide ascorbique est essentielle pour faciliter l'absorption du fer. Au moins deux portions d'agrumes doivent être consommées quotidiennement. Le patient anémique doit porter une attention particulière à l'extrait de betterave. L'extrait de betterave contient de grandes quantités de fer, régénère et réactive les globules rouges. Fournit de l'oxygène frais au corps et contribue au fonctionnement normal de la respiration. Les traitements au bain d'eau froide font partie des traitements les plus précieux de l'anémie. Le bain de vapeur est également recommandé pour les patients souffrant d'anémie. Les bains de soleil sont également bénéfiques car la lumière du soleil stimule la production de globules rouges. D'autres facteurs dans le traitement de l'anémie comprennent la respiration profonde et des exercices légers tels que la marche et le yoga simple. Le massage aide également à maintenir des taux sanguins élevés.

Sources et références

1- Komutarin T, Azadi S, Butterworth L, Keil D, Chitsomboon B, Suttajit M. L'extrait du tégument de Tamarindus indica inhibe la production d'oxyde nitrique par les macrophages murins in vitro et in vivo. Food ChemToxicol 2004; 42: 649-58. Bhadoriya SS, Ganeshpurkar A, Narwaria J, Rai J, Jain AP. Tamarindus indica étendue du potentiel exploré. Pharmacogen Rev 2011; 5: 73-81. Prabal D, Suash S, Hassan KM. Mécanismes physiopathologiques de l'AVC ischémique aigu un aperçu avec un accent sur la signification thérapeutique au-delà de la thrombolyse. Pathophysiol 2010; 17: 197-18. 2- Copyright Drugs.com Le produit chimique magique du champignon soulage le désespoir des patients cancéreux. Drugs.com. 1er décembre 2016. Consulté le 1er décembre 2016 à https://www.drugs.com/news/magic-mushroom-chemical-eases-cancer-patients-despair-63613.html Clilton WS. La chimie et le mode d'action des toxines des champignons. 3-Spoerke DG, Rumack BH, éds. Manuel de l'empoisonnement aux champignons. 2e éd. CRC Press, LLC; 1994. 165-223. Administration des services de toxicomanie et de santé mentale. Le ministère de la Santé et des Services sociaux. Hallucinogènes. Consulté le 08/12/2016 à l'adresse https://www.samhsa.gov/find-help/atod. National Institute on Drug Abuse (NIDA), National Institutes of Health, États-Unis 4-Département de la santé et des services sociaux. Faits sur les drogues. Que sont les hallucinogènes? Consulté le 08/12/2016 à l'adresse https://www.drugabuse.gov/publications/drugfacts/hallucinogens. Rimsza ME, Moses KS. Abus de substances sur le campus universitaire. Pédiatre Clin North Am. 2005 fév. 52: 307-19. À jour. 2016. Profil pharmacocinétique des hallucinogènes courants. Consulté le 11 décembre 2016 à http:// www.uptodate.com. Les voûtes d'Erwoid. Test de dépistage de drogues aux champignons 5-psilocybine. Consulté le 11 décembre 2016 à 6- Malekinejad H, Agh N, Vahabzadeh Z, Varasteh S, Alavi MH. Réduction in vitro de la zéaralénone en β-zéaralénol par la truite arc-en-ciel (oncorhynchus mykiss) hépatique sous-fractions microsomales et post-mitochondriales. Journal iranien de recherche vétérinaire; 13: 28-35 Lybbert T, Gibbs 7-P, Cohen N, Scott B, Sigler D, Green E, éditeurs. Donner du foin de luzerne à des chevaux qui font de l'exercice réduit la gravité de l'ulcération de la muqueuse squameuse gastrique. Actes de la 53e convention annuelle de l'Association américaine des praticiens équins, Orlando, Floride, États-Unis, 1-5 8 décembre 2007; 2007: Association américaine des praticiens équins (AAEP.) Amraie E, Farsani MK, Sadeghi L, Khan TN, Babadi

VY, Adavi Z. Les effets de l'extrait aqueux de luzerne sur la glycémie et les lipides chez les rats diabétiques induits par l'alloxane. Médecine interventionnelle et sciences appliquées 2015; 7: 124-8.

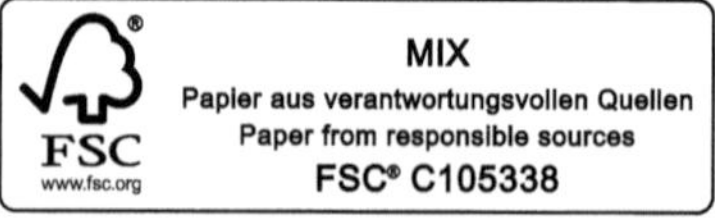

Printed by Books on Demand GmbH, Norderstedt / Germany